AF610725

Extrait de la *Revue générale de Clinique et de Thérapeutique*
(JOURNAL DES PRATICIENS)

L'ACNÉ EXCORIÉE
DES JEUNES FILLES
ET SON TRAITEMENT

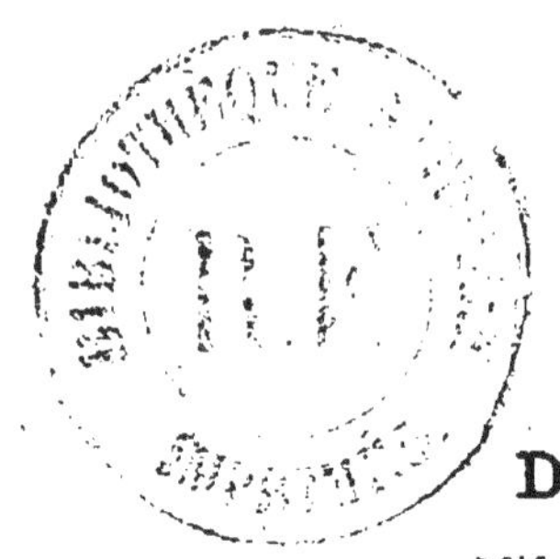

PAR LE

Dr L. BROCQ

Médecin de l'hôpital Broca

PARIS
IMPRIMERIE CHARLES SCHLAEBER
257, rue Saint-Honoré, 257

1898

Extrait de la *Revue générale de Clinique et de Thérapeutique*
(JOURNAL DES PRATICIENS)

L'ACNÉ EXCORIÉE
DES JEUNES FILLES
ET SON TRAITEMENT

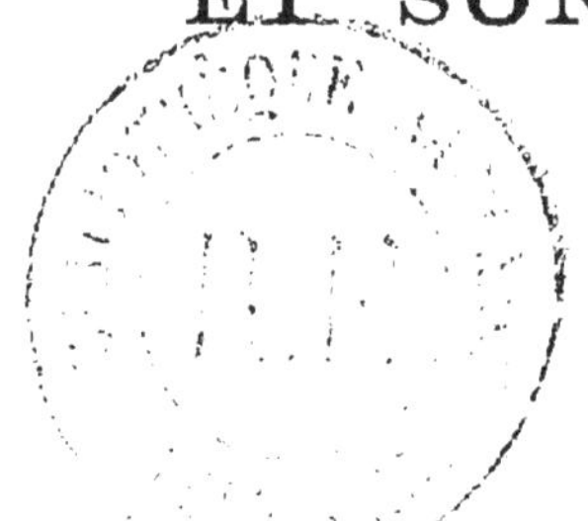

PAR LE

Dr L. BROCQ

Médecin de l'hôpital Broca

PARIS
IMPRIMERIE CHARLES SCHLAEBER
257, rue Saint-Honoré, 257

1898

L'ACNÉ EXCORIÉE DES JEUNES FILLES
ET SON TRAITEMENT

La malade que vous avez devant vous est intéressante à étudier, car elle est un curieux exemple d'une complication assez fréquente que l'on observe surtout dans la clientèle de la ville chez les jeunes filles atteintes d'acné.

A un premier examen, on se prend presque à douter du diagnostic. En effet, le front apparaît couvert de taches un peu brunâtres, plutôt café au lait clair, disposées sans ordre aucun, les unes fort peu accentuées, en voie de disparition presque complète, les autres plus marquées, d'autres enfin encore un peu rosées faisant manifestement suite à des éléments excoriés, un peu croûtelleux que l'on retrouve çà et là disséminés. Par endroits la peau semble desquamer légèrement. L'ensemble rappelle l'aspect de certains prurigos, nullement celui d'une acné juvénile.

Ce n'est que lorsqu'on examine les joues et surtout leurs parties latérales, vers les régions parotidiennes, que l'on voit, au milieu de lésions élémentaires semblables à celles que nous venons d'analyser, des papulo-pustules typiques d'acné qui ne laissent plus le moindre doute. D'ailleurs on retrouve çà et là sur le front, le nez, les joues et le menton quelques comédons disséminés.

C'est depuis l'âge de 16 ans que la malade est atteinte de cette dermatose ; elle a pris l'habitude presque dès le début de sa maladie — et elle est âgée en ce moment de 24 ans — d'ouvrir tous les matins tous les petits éléments papulo-pustuleux avec une aiguille ou avec les ongles. Cependant elle n'éprouve que peu ou point de démangeaisons, et ce n'est pas parce que l'éruption est prurigineuse qu'elle s'écorche ; c'est uniquement pour ouvrir les petites papulo-pustules dès qu'elles paraissent.

Le diagnostic n'est donc pas douteux ; il s'agit bien d'une acné juvénile avec comédons et papulo-pustules typiques ; mais l'éruption est complétement modifiée dans son aspect par la malade qui, grâce aux traumatismes incessants qu'elle exerce arrive à lui donner un faux air de prurigo. Cette jeune fille présente en outre un peu d'eczéma séborrhéique du cuir chevelu : elle y éprouve quelques démangeaisons : mais l'examen le plus minutieux ne permet pas de découvrir sur le visage de l'eczéma séborrhéique en activité : il n'y a, comme je vous déjà fait remarquer, que les comédons, les papulo-pustules de l'acné et des traces de grattage.

L'aspect général de la malade n'est pas très satisfaisant : elle est pâle et accuse une sensation générale de faiblesse ; elle a des digestions difficiles, de la constipation habituelle; elle est irrégulièrement réglée, est fort impressionnable, présente des trémulations exagérées de la langue et boit du café en grande quantité.

La première fois que j'ai vu un cas semblable, c'était pendant mon internat chez mon vénéré et regretté maître, E. Vidal, à l'hôpital St-Louis. J'observai longtemps la malade : rien ne pût lui faire abandonner l'habitude qu'elle avait prise d'ouvrir elle-même tous les matins les boutons qu'elle avait ou qu'elle croyait avoir. Elle quitta l'hôpital sans être guérie.

Depuis lors j'ai été consulté par plusieurs personnes qui présentaient des lésions analogues ; elles constituent une catégorie de sujets fort intéressante à connaître, car elles sont véritablement atteintes d'une sorte de manie. Ce sont, pour la plupart, des jeunes filles, âgées de 16 à 30 ans, extrêmement névropathes, ou issues de neuro-arthritiques, obsédées par leur affection cutanée, à laquelle elles songent pour ainsi dire constamment sans que rien puisse les en distraire. Dès qu'elles sont levées, elles se mettent devant une glace, explorent minutieusement leur visage, et avec un instrument quelconque, aiguilles, pinces, ciseaux, plus souvent encore avec leurs ongles, elles ouvrent les boutons, les creusent pour en faire sortir, disent-elles, le germe ou les microbes qu'ils contiennent, expriment les comédons, les extirpent en se servant des objets les plus variés, et ne cessent que lorsqu'elles sont arrivées à se mettre le visage en sang ou à s'épuiser. J'en ai vu qui consacraient le matin des heures entières à cette occupation, et qui, pendant la journée, portaient constamment leurs mains à leur visage, soit machinalement sans y faire attention, soit en se servant d'une glace. Le geste qui consiste à porter les mains à la figure, puis à enlever avec l'ongle tout ce qui peut y faire saillie devient bientôt chez elles une absolue nécessité : elles l'accomplissent sans y penser, souvent malgré elles, malgré les objurgations et l'active surveillance de ceux qui les entourent.

J'ai dit que cet état constituait une véritable manie, en voici une preuve : J'ai observé tout récemment, en ville, une jeune fille, âgée de 26 ans, qui était venue me consulter pour une acné rebelle de la face. Quel ne fut pas mon étonnement, en la voyant pour la première fois, de constater qu'elle avait le visage couvert d'excoriations, et que les sourcils manquaient totalement. Il ne s'agissait cependant pas de pelade, car les follicules pileux existaient toujours : certains d'entre eux présentaient même à leur orifice un poil volumineux qui commençait à émerger et qui contribuait avec les poils voisins à donner à la région sourcilière un aspect légèrement bleuâtre. Ayant demandé à la malade ce qu'étaient devenus ses sourcils, elle me répondit d'un air à la fois négligent et ennuyé qu'ils tombaient quand par hasard elle passait la main dessus. Je pris le père à part et je lui posai des questions sur l'état mental de sa fille : ses réponses furent ce que j'avais prévu. Il me dit qu'il était désolé de voir que sa fille depuis de longues années passait tout son temps à excorier sa figure pour ouvrir les boutons d'acné qui pouvaient se produire. Malgré toutes les remontrances qu'on avait pu lui faire, malgré la surveillance à laquelle on la soumettait, elle ne cessait de porter ses mains au visage. Elle avait un désir immodéré de se marier, et reprochait amèrement son père de ne ne pas l'avoir mariée depuis longtemps déjà : elle soutenait que son affection n'était due qu'à son célibat.

Cette jeune fille présentait donc à un très haut degré la complication que nous étudions, mais en outre, elle était atteinte de cette forme de manie que quelques auteurs et en particulier M. le Dr Hallopeau ont décrite sous le nom de trichomanie ou de trichotillomanie et qui consiste à arracher des cheveux ou des poils normaux ou bien à les user par des frottements incessants.

Ce fait des plus curieux, démontre donc avec la dernière évidence que la plupart, sinon la totalité, des jeunes filles atteintes d'acné de la face qui écorchent incessamment leur figure, le font non pas parcequ'elles éprouvent des sensations prurigineuses auxquelles elles ne peuvent résister, mais par une sorte de besoin impérieux de l'ordre des manies qui les y pousse, puisque dans ce dernier cas la malade en même temps qu'elle se déchirait les téguments du visage, usait ou arrachait ses sourcils. Ajoutons qu'elle ne présentait aucune éruption aux parties couvertes, ni sur le dos, ni sur le devant de la poitrine.

Je n'insisterai pas sur les symptômes habituels de l'acné juvénile; au point de vue objectif vous retrouvez chez notre malade des comédons, des papulo-pustules de formes et de grandeurs variables, de la séborrhée ; les localisations sont presque classiques ; je dis presque, car vous savez que d'ordinaire l'acné juvénile siège au front, au nez, sur les joues, parfois au menton surtout chez celles qui ont quelques lésions des organes génitaux ou tout au moins qui présentent quelques troubles dans leur bon fonctionnement : ici ce sont surtout le front et les parties latérales des joues vers les régions parotidiennes qui sont atteintes; cette dernière localisation, sans être des plus fréquentes, n'est cependant pas fort rare; il existe même, chez beaucoup de sujets, un peu au-dessous des oreilles, vers la région parotidienne de la face et du cou, un véritable centre d'acné; la maladie a débuté chez cette jeune fille à l'époque classique de la vie, vers l'âge de 16 ans. Je ne reviens pas sur son état général dont je vous ai déjà parlé.

II

Nous avons ici à remplir plusieurs grandes indications thérapeutiques : il faut tout d'abord essayer de persuader à cette jeune fille qu'elle ne doit jamais, sous aucun prétexte, ni porter ses mains à la figure, ni excorier ses boutons; puis il est nécessaire d'instituer le traitement classique de l'acné.

A) Il est presque toujours fort difficile, sinon impossible, d'obtenir dans des cas semblables que les malades n'abîment pas leur figure. Elles le font presque toujours d'une manière inconsciente, même lorsqu'elles ont la ferme résolution de ne plus porter leurs mains au visage. Le plus souvent elles n'ont plus la force de caractère suffisante pour prendre une semblable détermination et pour s'y conformer.

Il est nécessaire d'exercer sur elles une surveillance des plus actives, de les empêcher le matin pendant leur toilette, et même pendant la journée, de rechercher ou d'ouvrir leurs boutons : leur traitement local sur lequel nous allons revenir sera toujours exécuté, si c'est possible, en présence d'une personne ayant une autorité morale suffisante pour leur interdire les manœuvres dont nous parlons. Leurs mains seront lavées et leurs ongles brossés à l'eau boriquée plusieurs fois par jour : toutes les fois que ce sera possible elles porteront des gants de la plus scrupuleuse propreté.

De temps en temps le médecin ou une personne ayant une certaine influence sur elles leur répètera que le seul moyen de guérir c'est de ne pas toucher à leur figure : mais ce moyen qui peut aller jusqu'à la suggestion n'a pas, d'après les faits que nous avons observés, une bien grande efficacité.

On doit autant que possible distraire ces malades, leur créer d'actives occupations, les empêcher comme nous l'avons déjà indiqué plus haut, de passer plusieurs heures à leur toilette. L'hydrothérapie, l'électricité statique, l'exercice au grand air, etc..., en un mot les diverses méthodes thérapeutiques en honneur contre la neurasthénie peuvent rendre des services. Dans le même ordre d'idées le mariage peut être une diversion des plus salutaires.

B) Nous devons, en outre, instituer le traitement classique de l'acné, et je vais, en faisant sa prescription à la malade que vous avez devant vous, vous en rappeler brièvement les grandes lignes. Vous savez qu'en France nous divisons ce traitement en deux parties principales (*a*) le traitement interne, (*b*) le traitement externe.

a) *Traitement interne.* — Bien que la théorie microbienne soit à l'heure actuelle — et non sans de sérieux motifs, — admise presque universellement dans la pathogénie de l'acné, il n'en est pas moins vrai que le terrain et que les diverses modifications qu'il subit doivent avoir une importance des plus grandes dans son développement. On est atteint de la variété vulgaire dite inflammatoire ou juvénile de l'acné de 15 à 30 ans environ ; ce qui démontre l'influence toute puissante de l'âge. Il existe d'étroites relations entre les poussées acnéiques d'une part, et d'autre part entre les intoxications alimentaires ou médicamenteuses, les constipations, entre certaines affections d'organes, foie, reins, utérus chez la femme, urèthre chez l'homme, etc..., entre les troubles circulatoires, froid aux pieds, acro-asphyxie.

Ces relations morbides ont été établies d'une manière

inébranlable par l'analyse longue et patiente des faits · elles sont au-dessus de toutes les théories, et nous devons en tenir un compte sérieux dans le traitement que nous avons à formuler.

Commencez donc par réclamer de vos acnéiques l'exécution stricte du programme suivant :

α) *Combattre le froid aux membres inférieurs, aux pieds et aux genoux* par des moyens appropriés : ce seront suivant les malades des frictions quotidiennes à l'eau de Cologne, à l'esprit de lavande ou à l'alcool camphré, des flagellations à l'eau froide, etc..., etc...

β — *Soigner les affections utérines s'il y en a;* faire garder le repos au lit pendant au moins deux ou trois jours; au moment des règles, aux personnes qui souffrent lors de leur venue, ou qui ont des troubles menstruels ; soigner les affections des organes génitaux chez l'homme, en particulier les uréthrites.

γ. — *Combattre la constipation habituelle :* il faut choisir les laxatifs d'après les idiosyncrasies de chaque malade, chez les hépatiques user des cholagogues, chez ceux qui ont de la tendance à la congestion de la face prendre les préparations d'aloès dont il faut au contraire s'abstenir chez ceux qui ont des hémorrhoïdes ou des affections génito-urinaires, etc.

δ. — *Régulariser les digestions* ; pour cela, outre le régime alimentaire sur lequel nous allons revenir et que l'on doit imposer, il faut recommander de manger lentement, de bien mâcher, de boire peu à la fois, de ne pas prendre de grandes quantités de nourriture à chaque repas : on traitera en outre les maladies de l'estomac s'il en existe.

ε. — *Ne pas porter de corsets serrés :* ils devront être assez larges pour pouvoir être mis sans aucune difficulté après les repas.

Ne pas porter de cols serrés autour du cou.

Toutes ces mesures d'hygiène concourent à prévenir les poussées congestives du côté de la figure et à écarter de nombreuses causes d'infection qui agissent soit directement, soit par l'intermédiaire du système nerveux.

Mais ce n'est pas tout, et l'expérience a depuis longtemps prouvé que le *régime alimentaire* joue un rôle des plus importants dans la pathogénie de l'acné. On peut résumer en quelques mots les principales interdictions que l'on doit faire : pas d'alcool, surtout pas d'alcools de mauvaise qualité, pas d'aliments qui ne soient pas absolument frais, pour éviter toutes les causes possibles d'intoxication : c'est en partant de ce principe que nous interdisons aux acnéiques la charcuterie, les poissons, les coquilles de mer, les crustacés, le gibier, les pâtés, les fromages.

Il nous arrive souvent de voir des acnéiques se porter relativement bien au bord de la mer, et y manger du poisson sans inconvénient. Et cependant dans la majorité des cas le vent de la mer est une cause assez puissante d'acné juvénile et surtout de couperose. On peut expliquer ces effets contradictoires par l'action bienfaisante du bon air et de la campagne chez les personnes qui habitent les grandes villes : quant à l'innocuité apparente du poisson consommé au bord de la mer, elle tient à ce qu'on l'a presque toujours frais et qu'on le fait cuire dès qu'il est pêché ou débarqué.

Existe-t-il une médication interne que nous puissions considérer comme vraiment efficace dans l'acné juvénile ? Nombre d'auteurs en ont proposé : je les ai expérimentées presque toutes : j'ai obtenu quelques résultats avec certaines d'entre elles, aucune ne m'a donné une série de succès suffisante pour que je puisse l'indiquer comme constituant un spécifique de cette affection.

Parmi les médicaments les moins aléatoires je citerai les laxatifs tels que la magnésie, le soufre lavé et purifié, les alcalins, les antiseptiques intestinaux et surtout le benzonaphtol ; parfois l'arsenic, le sulfure de calcium, le chlorure de sodium, l'ichtyol, la noix vomique, l'acide phénique ont semblé avoir une certaine action.

Vous me voyez en ce moment prescrire dans les cas rebelles une substance que j'emploie, après d'autres médecins, en particulier MM. les docteurs de Backer et Gambert, depuis deux ans, dans la furonculose, et qui me donne dans le traitement des furoncules et des anthrax, pour ainsi dire constamment, des résultats vraiment extraordinaires, de telle sorte que je n'hésite pas à l'heure actuelle à la considérer comme étant presque toujours un véritable spécifique de ces affections; je veux parler de la levûre de bière.

Depuis plus d'un an j'ai expérimenté cette préparation dans les diverses suppurations de la peau et avec des succès très variables. Dans les folliculites rebelles du cuir chevelu et de la barbe (impetigo sycosiforme, sycosis coccogénique, etc...), elle m'a paru donner d'assez bons résultats. Dans l'acné juvénile, je ne puis encore poser de conclusions fermes, car il m'a été impossible de ne pas faire de traitement local en même temps que les malades prenaient la levûre, de telle sorte qu'on ne peut mettre d'une manière scientifique les améliorations sur le compte de ce médicament, et d'autre part il m'a semblé que sur certains sujets il n'exerçait que peu ou point d'action curative. Il n'en est pas moins vrai que de l'observation d'un certain nombre d'acnéiques de la ville traités par cette méthode, je crois pouvoir conclure qu'assez souvent la levûre de bière agit heureusement sur les acnés juvéniles en empêchant les grosses papulo-pustules de se développer. C'est donc une médication à tenter dans les cas vraiment rebelles.

Je donne la levûre de bière deux ou trois fois par jour, aux repas, délayée dans un peu d'eau : le malade en prend chaque fois de une demi-cuillerée à café à une cuillerée à soupe, suivant la tolérance de son estomac. Il faut qu'elle soit parfaitement fraîche. Quand on n'a pas de levûre de bière on peut se contenter de levûre de boulanger ou de pâtissier, dont on prend gros comme une petite cerise ou comme une noisette, délayée dans un peu d'eau. Quelques personnes ne peuvent tolérer ce médicament, qui leur donne des aigreurs, des douleurs d'estomac et trouble leur digestion.

Dans ces cas, de même que lorsque je vois un acnéique de faible ou de moyenne intensité pour la première fois, je me borne à prescrire des cachets contenant : bicarbonate de soude, 40 centigrammes ; magnésie calcinée, 20 centigrammes ; soufre lavé et purifié et benzonaphtol ââ 15 centigrammes.

b) *Le traitement externe* ou local des acnéiques est fort mportant.

De tout temps, l'observation minutieuse des faits a prouvé l efficacité des lavages à l'eau chaude et des savonnages des régions malades. Les théories microbiennes récentes ont donné l'explication du mode d'action de ces procédés.

Il faut donc obliger les sujets à faire de l'hygiène des téguments : ils ne devront jamais se toucher directement la figure avec leurs mains ; ils se laveront avec des tampons d'ouate hydrophile et non avec des éponges ; ils se serviront pour cela d'eau aussi chaude que possible qui aura bouilli avec du son et avec une cueillerée à soupe environ de boricine par litre, ou encore avec de une à trois cueillerées à soupe par litre d'une poudre renfermant : acide borique, 200 grammes ; borate de soude et bicarbonate de soude ââ 100 grammes. Au moment de l'employer il sera bon — si le malade a beaucoup de séborrhée du visage — d'y ajouter du coaltar saponiné et quelques gouttes de teinture de benjoin.

Chez les acnéiques à peau fine, blonde, irritable, les savonnages provoquent parfois une inflammation assez vive des téguments : ces sujets doivent être traités avec beaucoup de douceur ; souvent ils ne supportent ni préparations hydrargyriques, ni soufre, ni résorcine, etc..., et l'on ne peut agir chez eux que par l'hygiène et le régime combinés avec des lotions boriquées chaudes et des pommades douces, au camphre, au naphtol, à l'ichthyol, au savon noir, mitigées d'oxyde de zinc.

La malade que vous avez devant vous ne semble pas au premier abord avoir une peau aussi susceptible, aussi allons-nous lui donner la prescription que nous avons l'habitude de faire aux acnéiques.

Matin et soir elle exécutera les lavages de la figure dont nous venons de parler. En outre, le soir elle savonnera son visage avec du savon au naphtol; ces savonnages seront faits avec beaucoup de modération les premiers jours, puis ils seront pratiqués avec de plus en plus d'intensité à mesure que la malade verra que les téguments les supportent sans trop s'irriter.

Une ou deux fois par semaine, suivant l'irritation produite, elle remplacera le savon précédent par le suivant, que je vous recommande d'employer surtout chez les sujets qui ont beaucoup de comédons et de séborrhée : savon mou de potasse, 50 grammes; acide salicylique, 30 grammes; résorcine, 2 grammes.

Après le savonnage de chaque soir, la malade mettra sur tous les boutons du visage un peu de la pommade suivante : naphtol β, camphre, āā 25 centigrammes; résorcine, 2 centigrammes; savon noir, 60 centigrammes; craie préparée, 30 centigrammes; soufre précipité, 2 grammes; vaseline et lanoline āā 10 grammes. Cette pommade s'altère facilement au contact de l'air : aussi est-il bon, quand on doit s'en servir, d'enlever avec une spatule la couche superficielle. Elle doit cautériser légèrement les téguments, et donner une sensation de cuisson pendant quelques minutes. Si elle est trop énergique pour le sujet donné, on augmente les doses d'excipient, sinon on les diminue pour obtenir l'effet utile. D'ailleurs, la tolérance s'établit presque toujours assez vite, et au bout d'une ou deux semaines une pommade qui avait tout d'abord agi avec intensité devient à peu près inerte, et il faut la modifier pour qu'elle soit de nouveau efficace.

Lorsque la figure est très prise et la peau très résistante, au lieu de n'appliquer cette pommade que sur les boutons, on la met pendant la nuit sur toute la figure, et on en suspend l'usage lorsque les téguments sont trop irrités, pour l'employer de nouveau dès que la peau a repris son aspect habituel.

Le matin, après sa toilette, notre malade passera sur sa figure de l'alcool camphré. Si elle est obligée de sortir, elle mettra un peu de la pommade suivante : Acide salicylique 25 centigr., oxyde de zinc 3 gr., lanoline 6 gr., vaseline pure 12 gr.; puis elle essuiera doucement et se poudrera par-dessus avec de la poudre d'amidon. On fabrique maintenant des poudres d'amidon diversement colorées que les sujets peuvent choisir pour se farder.

Cette dernière mesure doit être recommandée aux acnéiques toutes les fois qu'ils sont obligés de s'exposer à l'air vif, au vent, aux intempéries. C'est assez dire que la voiture découverte, la bicyclette, le cheval, doivent, dans la mesure du possible, leur être interdits.

Tel est, d'après nous, le meilleur traitement local de l'acné vulgaire : il comporte de fort nombreuses variantes dont je vais rapidement vous énumérer les principales.

Au lieu de savon au naphtol, on peut, suivant les susceptibilités individuelles, employer les savons à l'ichthyol, au lysol, à l'acide borique, au borate de soude, au soufre au sublimé, etc...

Lorsque la peau est très irritable, au lieu de la pommade que nous avons indiquée plus haut, on peut employer des pommades mitigées du type suivant : Résorcine 10 centigr., soufre précipité 50 centigr., oxyde de zinc 2 gr., lanoline 6 gr., vaseline 12 gr.

Si la peau ne supporte pas le soufre, on le remplace dans la formule précédente par du calomel, ou de l'oxyde jaune d'hydrargyre, ou bien on a recours aux pommades classiques au proto-iodure ou au bi-iodure de mercure.

Parfois les simples pommades au savon noir (acide salicylique 30 centigr., savon noir 1 gr., lanoline et vaseline àà 10 gr.) donnent d'excellents résultats. Parfois la peau tolère mieux les pâtes épaisses dont on a donné de nombreuses formules : en voici une assez pratique, oxyde de zinc, soufre précipité, lanoline, huile d'amande douce àà 5 gr., résorcine 20 centigr.

Lorsque la séborrhée est fort intense, on peut, avec avantage, remplacer les pommades par des préparations dites lotions soufrées ; en voici un type : résorcine 2 gr., soufre précipité 10 gr., alcool camphré 20 gr., glycérine neutre pure 5 gr., eau distillée de rose 100 gr., eau distillée 150 gr. On agite violemment le flacon avant de s'en servir; on met un peu du mélange dans une soucoupe, on le prend avec un petit tampon d'ouate hydrophile, et on le dépose sur les points malades de la figure en respectant les yeux.

Il est bon dans ces cas de remplacer la lotion à l'alcool camphré du matin par une lotion faite avec le mélange suivant : borate de soude 5 gr., éther sulfurique camphré 25 gr., eau distillée de rose 100 gr., eau distillée 150 gr.

Je ne reviens pas ici sur l'efficacité du traitement chirurgical et en particulier de l'ignipuncture dans les cas vraiment rebelles : je vous ai déjà longuement décrit tous ces procédés dans une autre série de conférences.

Vous pouvez voir par ce rapide exposé combien cette question du traitement de l'acné est complexe. Comme presque toutes les grandes dermatoses, cette affection demande, pour être bien traitée, un examen complet et une connaissance approfondie du malade. Ce n'est que lorsque vous le possédez bien à fond, que lorsque vous avez pris toutes les mesures nécessaires pour obtenir le bon fonctionnement de tous ses organes, la régularisation de sa circulation, lorsque vous êtes arrivés à connaître ses réactions cutanées et ses susceptibilités individuelles, que vous pouvez l'amener graduellement vers la guérison. Sans cela vous ne ferez qu'œuvre de hasard.

PARIS. — IMP. CHARLES SCHLAEBER, 257, RUE SAINT-HONORÉ.

www.ingramcontent.com/pod-product-compliance
Ingram Content Group UK Ltd.
Pitfield, Milton Keynes, MK11 3LW, UK
UKHW020409250726
13967UKWH00006B/2555

9 782012 865341